Das Diabetes-Buch

2

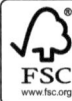

Inhaltsverzeichnis

Einleitung

Dieses Buch befasst sich mit der Entwicklung, dem Verlauf und der Behandlung eines Typ-2-Diabetes. Am Ende werden auch die möglichst zu vermeidenden Extremsituationen beschrieben und wie man sich bei ihnen verhält, um den Patienten zu retten.

Der Leser soll die körperlichen Funktionen bezüglich des Blutzuckerspiegels kennen- und verstehen lernen.

Typ 1 und 2

Zwischen dem Typ 1 und 2 gibt es eine ganz einfache Unterscheidung:

- Der Diabetiker vom Typ 1 ist von Kindheit an Diabetiker.

- Der Patient vom Typ 2 ist erst später Diabetiker geworden. Meist durch eigenes Fehlverhalten!

Der Patient vom Typ 1 ist auf jeden Fall medikamentenabhängig, um ein normales Leben führen zu können.

Der Patient vom Typ 2 kann durch eigenes Verhalten dazu beitragen, dass die Krankheit nicht fortschreitet. Oder er kann sogar, wenn er sich noch im Anfangsstadium des Diabetes befindet, dafür sorgen, dass er wieder gesund wird.

Körperfunktionen

Was geschieht da eigentlich beim Diabetes? Warum werde ich krank? Warum passiert das gerade mir? Was muss ich noch erwarten? Kann ich mich schützen?

Wenn ein Patient mit der Diagnose ‚Diabetcs bzw. Zuckerkrankheit' konfrontiert wird, ist schon eine ganze Menge in seinem Leben falsch gelaufen!

Wenn wir Zucker oder Kohlehydrate essen, werden die Speisebestandteile durch Kauen, Einspeicheln, Salzsäure und Magenbewegung und durch die Enzyme der Bauchspeicheldrüse in winzige Teilchen zerlegt. Diese Teilchen können dann vom Dünndarm über die Leber in den Blutkreislauf gelangen und überall im Körper verteilt werden.

Zumindest theoretisch, denn wenn die Zuckermoleküle im Blut schwimmen, bedarf es einer Hilfe, damit sie in die Körperzellen und ins Gehirn gelangen können!

Insulin ist das Zauberwort. Ohne Insulin bleibt der Zucker im Blut und hat keinen Nutzen für den Körper – ganz im Gegenteil schadet das Übermaß an Zucker im Blut sogar.

Aber woher kommt das Insulin?

Antwort: aus der Bauchspeicheldrüse!

So clever wie unser Körper ist, registriert er sehr feinfühlig, wieviel Zucker im Darm und im Blut vorhanden ist, schüttet zeitnah entsprechend viel Insulin aus und sorgt dafür, dass unser Blutkreislauf vom Zucker entlastet wird. Also werden die Muskelzellen, das Gehirn und die Leber(-puffer) versorgt.

Tja, und was läuft da bei einem Diabetiker schief?

Man stelle sich einmal vor, man muss täglich enorme Gewichte schleppen. Was ist die Folge? - Unsere Muskeln, Sehnen und Knochen werden permanent überfordert, werden Risse bekommen und mit der Zeit Schaden nehmen.

So ähnlich läuft es auch bei der Bauchspeicheldrüse! - Wenn sie dauernd zu viel arbeiten muss, fühlt sie sich irgendwann überfordert und reduziert ihre Tätigkeit bezüglich der Insulin-Ausschüttung. Die Schwäche der Bauchspeicheldrüse kann auch Folge von Entzündungen oder schweren Traumen sein.

Ein weiterer Effekt ist die zunehmende Unempfindlichkeit der Zellen gegen Insulin. Es wird also Insulin produziert, ins Blut gegeben, aber es kann seinen Nutzen nicht ausspielen. Eine Folge ist, dass immer mehr Insulin produziert und ins Blut entlassen wird und damit die Überforderung der Bauchspeicheldrüse zunimmt.

Tja, und wie fühlt man sich, wenn weder Muskeln, noch Gehirn ihre Nährstoffe bekommen? Wie zu erwarten, wird man schwach – in jeder Beziehung! Die körperliche Leistungsfähigkeit ist nicht mehr vorhanden, man wird müde und geistig langsam, das Herz fängt an zu rasen und die Nerven werden flattrig.

Wohlgemerkt wir sprechen hier von einem beginnenden Diabetes des Typs 2. Es wird also noch Insulin produziert, aber eben nicht ausreichend viel, um den Körper mit den notwendigen Nährstoffen zu versorgen. Die Zuckermoleküle bleiben einfach im Blutkreislauf liegen und treiben dort ihr Unwesen. Was genau, dazu später mehr.

Blutzuckermessungen

Man kann den Blutzuckerspiegel als aktuellen Wert oder als Durchschnittswert der letzten drei Monate messen.

Normalerweise nimmt man einen Tropfen Blut, benetzt damit einen Teststreifen und ein kleines Gerät stellt den Blutzuckerwert fest.

Wenn der Patient morgens nach dem Aufstehen nüchtern ist, sollte ein Blutzuckerwert von unter 110 gemessen werden. Liegt der Wert über 125 ist schon von einem Diabeteskranken auszugehen.

Nach dem Essen sollte man zwei Stunden mit der nächsten Messung warten. Der Wert sollte wieder unter 140 gesunken sein. Liegt er bei über 200 ist der Patient diabeteskrank.

Mit diesen wenigen Aussagen ist die Messung aber viel zu leicht beeinflussbar. Je nachdem, wieviel man gegessen hat, ob die Person aufgeregt oder gestresst ist, ob man sich vielleicht übergeben oder Durchfall hat, wird das Ergebnis ungenau sein. Bedingung ist also ein fast labormäßig geregelter Verlauf von

Nahrungsaufnahme, Tagesverlauf, gesundheit-lichem und seelischem Zustand.

Um all diese Fehlerquellen zu umgehen, lässt man sich nach einem Blutlabor den sogenannten 3-Monats-Wert sagen. Man spricht vom Hba1c-Wert. Er sollte unterhalb von 6,5 liegen. Steigt dieser Wert über 7 oder 7,5 ist von einer Diabetes-Erkrankung auszugehen. Man weiß mit diesem Wert natürlich nicht, wie stark der akute Blutzuckerwert schwankte. Also wird man zusätzlich die erste Messmethode verwenden.

Früher hat man den Blutzucker im Urin gemessen. Aber dieses Messverfahren wird inzwischen als unzuverlässig angesehen. Erstens, weil erst ab einem Blutzuckerwert oberhalb von 170 überhaupt etwas angezeigt wird. Der Patient ist also schon richtig krank bevor überhaupt etwas sichtbar wird.

Und zweitens, weil es zu viele Einflussfaktoren gibt, die den Wert verfälschen bzw. die Anzeigeschwelle verändern.

Verhalten

Solange die Bauchspeicheldrüse und ihre bedarfsgesteuerte Insulinausscheidung gut funktionieren, muss man auf fast nichts achten, denn der Regelkreis ist so sensibel und effektiv, dass der Blutzuckerwert immer in engen Grenzen bleibt und keinen Schaden anrichtet.

Bei einem Diabetiker ist die Sache etwas anders, denn er gibt sich ja nur wenige Male am Tag Medikamente oder Insulin. Damit werden von den aktuellen Blutzuckerwerten die Spitzen abgetragen, aber es wird eben nie zeitnah und exakt zugeschnitten eingegriffen.

Im Folgenden werden die Einflussfaktoren auf den Blutzuckerspiegel aufgezählt, so dass man einmal sieht, wie vielfältig die blutzuckersenkenden oder –steigernden Wirkungen sind:

- Fangen wir mit der Ernährung an. Auch hier gibt es deutliche Unterschiede. Reines Zuckerwasser wie Cola, Fruchtsäfte oder Limonaden bringen in kürzester Zeit große Mengen Zucker in unseren Körper. Kuchen, Nudeln, Brot und Burger sind ähnliche Zuckerbomben. Der Blutzuckerspiegel steigt also rasant in große Höhen, stürzt aber auch genauso schnell wieder ab.

- Sind die Zuckerbomben mit Fett vermischt, wie z.B. bei einer Torte, vollzieht sich die Aufnahme des Zuckers über den Darm langsamer, weil der Darm grundsätzlich länger braucht, um Fett zu verdauen und weiterzugeben. Der Blutzuckerwert steigt also langsamer, geht nicht so hoch und bleibt länger auf einem mittelhohen Niveau.

- Wenn man Angst hat, aufgeregt ist, flüchten will oder sich auch nur auf ein Wortgefecht einstellt, fordert der Körper sofort Energie, um diese Situationen durchstehen zu können. Da er sich nicht immer auf die sofortige Nahrungs- bereitstellung von außen verlassen kann, holt er sich den Zucker aus einem Depot. Damit sind die Fettpolster gemeint, die die Leber in Überschusszeiten an Nahrung angelegt hat, gemeint.

Unser Körper ist also in der Lage, selbst Zucker zu erzeugen und ins Blut zu übertragen, so dass Muskeln und Gehirn bedarfsgerecht versorgt werden können.

- Wenn z.B. das Schilddrüsenhormon in Stresssituationen im Überschuss vorhanden ist, wird Zucker bereitgestellt.

- Wenn die Nebennierenrinde körper-eigenes Kortisol bereitstellt, wird Zucker bereitgestellt.

- Wenn Adrenalin ausgestoßen wird, wird Zucker bereitgestellt.

- Wenn das Hormon Glucagon freigesetzt wird, wird die Leber zur Erzeugung von Zucker aus den Fettreserven angeregt.

- Medikamente können blutzuckersteigernd oder –senkend wirken.

- Wenn man sich körperlich belastet, also z.B. rennt, springt, hebt, steigt, festhält usw. wird Zucker verbraucht, aber auch bereitgestellt.

Man kann sich also gut vorstellen, wenn man als Patient auf Anraten des Arztes eine gewisse

Medikamenten– oder Insulinmenge nimmt, haut es trotzdem nicht hin, einen akzeptablen und gleichbleibenden Blutzuckerwert zu erzeugen.

Aber schauen wir uns erst einmal die verschiedenen Medikamente und Insulinarten an, um hier weitere Überlegungen anzustellen.

Und natürlich wollen wir noch wissen, was passiert denn überhaupt, wenn der Blutzucker-wert mal hoch und mal tief ist.

Medikamente und ihre Funktionsweisen

Welche Medikamente gibt es und wie wirken sie?

- Ein Medikament, das die Bauchspeicheldrüse anregt, mehr Insulin freizusetzen. Hört sich doch gut an, gibt es auch, aber mit der Zeit nimmt die Wirkung dieser Medikamente ab.

- Ein Mittel, das den Übergang des Zuckers vom Darm in die Blutgefäße hemmt. Damit würde das Überangebot an Zucker nicht schlagartig ins Blut übernommen, sondern über einen längeren Zeitraum verteilt. Die Spitzenwerte werden also vermieden. Der kleine Nebeneffekt ist, dass die Zuckermoleküle im Darm eine Menge Wasser an sich binden und zu Durchfall führen können.

- Ein Mittel, das dafür sorgt, dass der Zucker leichter über die Niere ausgeschieden wird. Die Niere reinigt unser Blut ja sowieso permanent. Wenn man die Filter jetzt etwas großmaschiger stellt, können die Zuckermoleküle rausgepinkelt werden. Kleiner Nebeneffekt: es werden natürlich nicht nur Zuckermoleküle ausgeschieden, sondern auch andere körperwichtige Mineralstoffe.

- Medikamente, die die Zuckerbildung in der Leber hemmen. Die von der Leber abgelegte Pufferenergie bleibt also da wo sie ist und wird nicht auch noch in den Blutkreislauf eingeschleust. Das kann mal richtig, zu anderen Zeiten wieder falsch sein.

Insulin kann nicht in Tablettenform verabreicht werden, weil es als Eiweiß im Magen und Darm neutralisiert würde, also wirkungslos bliebe!

Verschiedene Arten von Insulin:

- Sehr schnell wirkendes Insulin setzt in einer viertel Stunde ein, hält aber nur für wenige Stunden an: Im Falle einer sogenannten Hyperglykämie oder einem diabetischen Koma (viel zu viel Zucker im Blut) ist eine schnelle Wirkung unbedingt erforderlich. Man muss sich aber sofort Gedanken machen, wie es nach dem Abfall der Wirkung weitergeht und warum es zum zu hohen Blutzuckerspiegel gekommen ist.

- Sehr lang wirkendes Insulin setzt in 3-5 Stunden ein, hält seine Wirkung aber über einen Tag lang: Wenn man einen sehr regelmäßigen Lebensrhythmus hat, kann man mit dieser Art von Insulin recht bequem seinen Blutzucker auf einem gleichmäßigen Niveau halten.

Allein anhand der Liste an unterschiedlichen Medikamenten oder den variantenreichen Vorgehensweisen gegen den hohen Blutzuckerspiegel kann man sich ausrechnen, dass es ausgesprochen schwierig ist, in einem sehr individuell geführten Leben mit Ruhe- und Stresszeiten, mit viel und wenig Essen, mit Sport oder Entspannung, mit anderen Medikamenten usw., den Blutzucker so genau zu steuern wie es unser eigener gesunder Körper kann.

Psychische Einflüsse auf den Blutzuckerwert

Seelische Belastungen

Zu den hier gemeinten seelischen Belastungen gehören Terminstress, Ängste, Ärger, Verluste von lieben Menschen oder Tieren, Geld- und Existenzängste, Prüfungs- und Leistungsstress. Selbst eine beängstigende Situation wie ein Film, ein Buch oder ein sportlicher Mutbeweis kann ein solcher Stress sein.

Durch Tests wurde festgestellt, dass Stress zu einem erhöhten Risiko führt, an Diabetes zu erkranken.

Wenn durch Stress der Blutzuckerwert erhöht wird muss man bei der Medikamentierung entsprechend stärker dosieren. Besser wäre es, die Stressfaktoren so weit als möglich zu vermeiden oder abzumildern.

Zurückzuführen ist das auf die Wirkung des Schilddrüsenhormons, Adrenalin, Cortisol und Glukagon, die die Leber anregen, mehr Zucker aus den Pufferreserven zu produzieren und in die

Blutbahnen zu schicken, aber gleichzeitig die Insulinresistenz fördern.

In Stresssituationen wird meist mehr gegessen. Schokolade mit seinen Glücksbotenstoffen ist z.B. voller Zucker und Fett, also wird der BZ über längere Zeiträume angehoben.

Körperlicher Stress

Wenn jemand sehr viel anstrengenden Sport treibt oder auf einer Baustelle dauernd schwer heben muss, vielleicht auch noch mit Widerwillen, dann muss dauernd eine Menge Energie bereitgestellt werden. Also wird entsprechend viel gegessen und die Bauchspeicheldrüse muss Insulin liefern.

Alternativ baut die Leber die Fettreserven des Körpers ab, wandelt sie zu Glukose um, schickt sie ins Blut und fordert mal wieder Insulin an, um den Blutzuckerwert in einem Normalmaß zu halten. Beides überfordert mittelfristig die Bauchspeicheldrüse und ihre Insulinproduktion. Sobald sie nachlässt, wird der Patient zum Diabetiker und braucht Hilfe von außen über

Medikamente oder eine Verhaltensänderung. Darauf kommen wir später noch.

Krankheiten

Infekte im Körper, Fieber oder bestimmte Medikamente lassen den Körper Cortisol ausschütten. Dieses Hormon steigert den Stoffwechsel, fordert Energie aus den Fettreserven, hebt den Blutzuckerspiegel an.

Eine Erkrankung hier und da wird keinen Schaden anrichten. Aber häufig auftretende Infekte, chronische Erkrankungen oder Langzeitmedikamente heben den Blutzucker-spiegel eben auch dauerhaft an und überfordern die Leistungsfähigkeit der Bauchspeicheldrüse bis sie nachlässt.

Hormonelle Einflüsse auf den Blutzuckerwert

Im Folgenden werden noch einmal die den Blutzuckerwert beeinflussenden Hormone und ihre speziellen Wirkungen aufgelistet. Jedes dieser Hormone kann mit einer Fehlsteuerung oder Überfunktion verbunden sein. Daraus kann man schließen, wie schwierig es für jeden Patienten oder Arzt ist, alle den Blutzucker beeinflussenden Faktoren zu berücksichtigen oder auch nur zu verstehen.

Schilddrüsenhormon (Wirkung auf Blutdruck, Herzfrequenz, Erweiterung der Gefäße, Schweißproduktion, Darmaktivität, Zucker- und Fettstoffwechsel, Wachstumshormon, Nervenempfindlichkeit)

Adrenalin (Herzfrequenzsteigerung, Blutdrucksteigerung, Bronchienerweiterung, Hemmung der Darmtätigkeit. Flucht- oder Kampfhormon!)

Cortisol (Stresshormon, Kohlehydrat-, Eiweiß- und Fettstoffwechsel, entzündungshemmende Wirkung)

Glukagon (Bereitstellung von gepufferter Energie durch die Leber)

Testosteron (Einfluss auf Eiweißstoffwechsel verbunden mit Muskeltätigkeit, Einfluss auf Vermännlichung, Kampfbereitschaft, Imponiergehabe)

Wachstumshormon (Muskelwachstum, Fettzellenabbau und Bereitstellung der Energie in Form von Zucker)

Hypophysensteuerungshormone (Steuerung der Cortisolausschüttung, des Wachstumshormons, des Schilddrüsenhormons, der Fruchtbarkeit)

Insulinüberproduktion wegen Insulinunempfindlichkeit (Sobald die Zellen für Insulin unempfindlich geworden sind, funktioniert der Regelmechanismus nicht mehr, der besagt, wenn die Zellen hungern, muss mehr Insulin produziert werden)

Schwangerschaft (Während der Schwangerschaft wird ein variierender Cocktail an Hormonen produziert, der das Wachstum des Fötus und Embryos, aber auch die körperlichen Veränderungen im Leib der Mutter steuern soll. Natürlich wird für diese vielen Umbaumaßnahmen enorm viel Energie benötigt. Nicht umsonst haben die schwangeren Frauen auf alles Essbare Lust und in den unterschiedlichen Phasen der Schwangerschaft ganz spezielle Vorlieben. Dass hier viel Insulin erforderlich ist, um die Energie im Körper zu verteilen ist ganz klar.)

Diszipliniertes Verhalten bei Diabetes

Am Ende sind es zwei Faktoren, die man diszipliniert einhalten muss: Bewegungsaktivität und vernünftige **Ernährung**.

Pro Kilogramm Körpergewicht werden pro Tag zwischen 25 und 40 Kilokalorien benötigt, um das Körpergewicht zu halten und leistungsfähig und gesund zu bleiben. Die 25 Kilokalorien beziehen sich auf einen stillsitzenden Büroarbeiter. Die 40 Kilokalorien beziehen sich auf einen schwer arbeitenden Mann, der den ganzen Tag über seine eigenen 80 Kilo oder mehr und zusätzliche Gewichte hochschleppt. Z.B. ein Maurer, ein Lagerarbeiter, ein Einzelhändler, der seine Regale auffüllt usw.

Man sollte sich selbst einstufen, sein gewünschtes Gewicht festlegen und mit der Anzahl an Kilokalorien multiplizieren. Man wird erstaunt sein, mit wie wenigen Nährstoffen die erlaubten Kalorien erreicht werden.

Man stelle nur mal ein großes Glas Cola, ein paar Scheiben Brot mit ihrem Belag aus Butter,

Käse und Wurst, einem Glas Wein und einer kleinen Mittagsmahlzeit auf den Tisch und rechne aus, was da an Kalorien bereitliegt.

Auf den Verpackungen der Lebensmittel stehen die Kohlehydratmengen pro 100 gr des Lebensmittels. Ein Gramm Kohlehydrate (gleich Zucker) enthält 5 Kilokalorien. Fett übrigens 9, Eiweiße 5 und Alkohol 7 Kilokalorien pro Gramm.

Da man meist ähnliche Lebensmittel konsumiert, wird man recht schnell gelernt haben, wie viele Kalorien eine Einheit z.B. eines belegten Butterbrotes, eines Joghurts, eines Glases Limonade oder Bier, eines Kaffees mit Zucker und Milch, einer Portion Suppe, Fleisch, Fisch, Kartoffeln, Pommes, Gemüse oder Obst enthalten.

Überfordert man seinen Körper nicht dauerhaft und lässt das Körpergewicht nicht steigen, wird es kaum zu einem Diabetes kommen.

Der zweite Faktor für die Vermeidung von Diabetes ist die **Bewegung**. Wenn unsere Muskeln regelmäßig den Zucker aus dem Blut verbrauchen, kommt es nicht zu hohen Blutzuckerwerten und zur Polsterbildung in Form von Speckringen um den Bauch.

Wenn man einmal feststellt, wie viel Bewegung notwendig ist, um nur ein einzelnes belegtes Butterbrot abzubauen, ist man erstaunt, wie rationell unser Körper mit seiner zugeführten Energie umgeht. Eine Person, die 75 Kilogramm wiegt muss 200-300 Meter Treppen hinaufsteigen, um genau ein mager belegte Butterbrot zu verarbeiten. Daran kann man übrigens festmachen, wie wenig das Training in der Muckibude bringt, wenn man immer wieder 20 Kilogramm einen halben Meter hochwuchtet. Man müsste dieses Gewicht mehr als 1500 mal hochheben, um die gleiche Energiemenge zu verbrauchen!

Man hat übrigens eine Korrelation zwischen sportlichen Eltern und sportlichen Kindern festgestellt und damit verbunden die Häufigkeit, an Diabetes zu erkranken. Unsportliche Eltern haben meist ebenso unsportliche Kinder und beide Generationen haben ein erhöhtes Risiko an Diabetes zu erkranken. Dabei sind rund 150 Minuten Sport pro Woche ausreichend um sich vor der Krankheit zu schützen. Man sollte zumindest die Kinder in das übliche Sportangebot einführen.

Die gleiche Korrelation gilt für die Essgewohnheiten.

Verboten bei bestehendem Diabetes sind sehr einsame Sportarten und solche, die nicht abgebrochen werden können, z.B. Bergsteigen, segeln, fliegen.

Wie kann man mit einfachen Mitteln dafür sorgen, dass uns unser Blutzucker keine Sorgen bereiten wird?

In unserer Entwicklungsgeschichte sind die Menschen durch die Landschaft gewandert und haben mal hier und mal da eine kleine Menge an Nahrungsmitteln gefunden und verzehrt. Mal ein Samenkorn, eine Nuss, eine Wurzel, ein Stück Obst oder Gemüse. Man muss sich klarmachen, dass es keine Monokulturen gab, wo man auf einem Fleck Kalorien ohne Ende gefunden hätte.

Es gab keine hochgezüchteten Pflanzen mit ungewöhnlichen Erträgen. Eine Kornähre, die allein auf einer Wiese stand, trug nur wenige winzige Körner, ein einsam stehender Nussbaum nur kleine Früchte. Äpfel, Birnen oder Kirschen waren klein, sauer, voll von Madenlöchern und nicht in großen Mengen verzehrbar. Außerdem standen die Menschen in Konkurrenz zu den Tieren, die es damals in Massen gab. Getrunken wurde Wasser! Um satt zu werden, musste man kilometerweit laufen und hat vielleicht hunderte unterschiedlicher Früchte gefunden und sich in den Mund gesteckt.

Die uns heute bekannte Erntezeit gab es damals nicht, denn immer waren schon andere Menschen oder Tiere dagewesen, die sich die halbwegs reifen Früchte einverleibt hatten. Sich für den Winter einen Vorrat anzulegen, war ausgesprochen schwierig und mit vielen Risiken behaftet, weil das Konservierungs-Know-How fehlte, Tiere die Vorräte erschnüffelten und plünderten oder Wetter, Krieg, Streit, Wasser, Feuer und Trockenheit alles verderben konnten.

Aber warum, werden die ollen Kamellen hier so hervorgehoben?

Einmal, weil man sich klarmachen sollte, dass wir heute unnatürlich leben. Der Überfluss macht uns krank!

Und zum zweiten: wir müssen kaum noch körperlich arbeiten, um an Nährstoffe heran zu kommen.

Würde das Verhältnis zwischen Bewegung und Kalorienverzehr wieder an das natürliche Verhältnis angeglichen, wird es kaum noch zu diabetischen Erkrankungen kommen! Dann gibt es auch keine übergewichtigen Personen mehr.

Aber an was muss man denn nun denken, wenn die erste **Blutzucker-Entgleisung diagnostiziert** worden ist?

Sollten sie zum ersten Mal von einem hohen Blutzuckerwert in einem Blutlaborbericht erfahren und hat es nie Auffälligkeiten gegeben, sollte man sich einmal überlegen, was in letzter Zeit so los war.

Haben sie gefr... gegessen wie ein Scheunendrescher, vielleicht hauptsächlich Süßes - aus Frust, aus Lust, weil es Feierlichkeiten ohne Ende gab? Gab es Stress, Verluste, Ärger, Sorgen, eine Erkrankung oder Ähnliches, was den Blutzucker zusätzlich in die Höhe trieb?

Zeigt auch der 3-Monatswert (Hba1c) nur einen leicht erhöhten Zuckerspiegel oder kaum Auffälligkeiten. Dann sollten sie sich *nicht* gleich in das Programm der chronisch Kranken einbauen lassen! Denn, wenn man noch zusätzliche Ängste eingeimpft bekommt, weil man zum Kranken erklärt wird, erhöht dieser vielleicht unnötige Stress den Blutzuckerspiegel noch zusätzlich.

Natürlich macht man jetzt erst mal eine Diät, erinnert sich an alle guten Ratschläge bezüglich kohlehydratarmer Ernährung und regelmäßiger Bewegung und hält sich auch diszipliniert daran.

Nach ein paar Wochen wiederholt man den Blutzuckertest und schaut, ob man wieder im Normbereich liegt. Wenn ja, kann man sich entspannen, aber man sollte trotzdem seine Gewohnheiten anpassen.

Wenn der **Blutzuckerspiegel regelmäßig zu hoch** liegt, steht ein Ernährungs- und Bewegungsprogramm an; man wird vom Arzt zusätzlich ein paar Pillen verschrieben bekommen, die die Freisetzung von Insulin in der Bauchspeicheldrüse erhöhen oder die Aufnahme der Kohlehydrate aus dem Darm verlangsamen. Man wird sicher auch eine Schulung bezüglich des Verhaltens der Diabetiker empfohlen bekommen.

Nun heißt es für längere Zeit sehr diszipliniert mit der drohenden Blutzucker-erhöhung umzugehen! Und, sich mit den vielen Faktoren des Diabetes zu beschäftigen!

Der Blutzuckerwert wird nun regelmäßig überprüft und mit dem persönlichen Verhalten und der Medikamenteneinnahme verglichen. Plötzlich funktioniert nicht mehr alles ganz automatisch, sondern man muss sich wirklich Gedanken zu seinem Verhalten und seinen Körperreaktionen machen.

Gesundheit wird auf einmal zu einem nicht mehr so selbstverständlichen Gut!

Die letzte Stufe erreicht man dann, wenn die Tabletten nicht mehr ausreichen und man regelmäßig **insulinpflichtig** wird.

Nun zahlt es sich aus, wenn man über die äußeren und inneren Einflussfaktoren und die Funktionsweisen des Körpers bezüglich Blutzuckersystematik Bescheid weiß.

Denn jetzt heißt es, sich Gedanken zu machen zu den Kohlehydratmengen, die man zu den einzelnen Mahlzeiten zu sich nimmt.

Man muss eine adäquate Menge an Insulin ins Fettgewebe spritzen, um den Blutzucker aus dem Blut in die Körperzellen zu transportieren.

Aber was ist denn eine angemessene Menge Insulin, wird man sich jedes Mal fragen!?

Das Ziel ist, **nicht zu viel und nicht zu wenig Insulin** zu spritzen, denn beide Extreme führen zu Risiken! Einmal langfristig, ein anderes Mal kurzfristig und akut!

Die gefährlichen Extremsituationen werden in den später folgenden Kapiteln ‚Hy**po**glykämie' und ‚Hy**per**glykämie' genauer beschrieben.

So, aber wieviel Insulin muss man denn nun spritzen? Soviel, dass man möglichst im Normbereich des Blutzuckers im Blut liegt! Das sind Werte zwischen 80 und 120. (Ich lasse die Einheiten weg, weil sie einem sowieso nicht viel helfen.) Als Diabetiker wird man es aber dauernd erleben, dass der Wert die 120 überschreitet. Man kann noch so regelmäßig leben und immer das gleiche Essen und sich immer gleichviel bewegen und die gleiche Menge Insulin spritzen – und doch schwankt der Wert stark nach oben und manchmal auch nach unten, was gefährlicher ist!

Die Diabetes-Berater beschreiben einem genau, wieviel Gramm Kohlehydrate einer Insulineinheit entsprechen.

Für die Festlegung der täglichen Insulinmenge wird das Körpergewicht berücksichtigt und die Menge an Kohlehydraten berechnet, die über den Tag verteilt gegessen und getrunken werden sollte. Dann wird die Verteilung auf die unterschiedlichen Insulinarten festgelegt. Damit man nicht, wie im Labor, auf genaue Uhrzeiten festgelegt wird, zu denen genau definierte Mahlzeiten eingenommen werden müssen (die sich ja auch täglich unterscheiden), wird ein sogenanntes Basisinsulin verabreicht, dass auf niedrigem Niveau über den ganzen Tag verteilt wirksam ist.

Vor den einzelnen Mahlzeiten wird dann noch in Abhängigkeit der erwarteten Kohlehydratmenge ein kurzfristig wirksames Insulin gespritzt. Es soll die durch die Mahlzeit zu erwartende Blutzuckerspitze abbauen und die

BZ-Kurve im Blut möglichst gleichmäßig im Normbereich halten.

Man wird ziemlich schnell feststellen, dass die korrekte Menge Insulin zu finden, alles andere als einfach ist. Sowohl für einen selbst, der ja immer dabei ist, als auch für den Arzt, der meint, dass alles wie im Labor funktioniert.

Darum muss man dauernd den Blutzuckerwert messen, in ein Tagebuch einfügen, die Aktivitäten und Nahrungsmittel dokumentieren und den allgemeinen körperlichen und seelischen Zustand dazuschreiben.

Aus den Abweichungen wird man sehr bald selbst erkennen, wann man etwas mehr und wann etwas weniger Insulin spritzen sollte. **Aber Achtung: mehr Insulin zu spritzen ist deutlich gefährlicher als mal etwas zu wenig!**

Insulin wird in das Unterhautfettgewebe gespritzt. Dafür bildet man mit der einen Hand eine Hautfalte und spritzt mit der anderen Hand mit einer sehr kurzen Nadel in die Haut der Bauchdecke oder der Oberschenkel. Schmerzt die Spritze, muss vermutet werden, dass man ins

Muskelgewebe spritzt. In dem Fall wirkt das Insulin schneller. Zur Korrektur kann die Länge der Spritzennadel verändert werden oder man kann schräg oder senkrecht einstechen.

Erkrankungen bei Langzeit-Diabetikern

Warum wird so ein Theater um den erhöhten Blutzuckerwert gemacht? Ich fühle mich doch eigentlich ganz wohl, auch wenn der Wert mal bei 200 liegt?

Die wichtigsten Schlagworte sind

Gefäßschäden

und

Nervenschäden.

Bei den Gefäßschäden werden insbesondere Arteriosklerose, Herzinfarkte, Retinopathie und Nephropathie genannt. Also Verengung der Blutgefäße, was schneller zum Herzinfarkt oder auch zum Gehirnschlag führen wird. Die feinen Blutgefäße im Auge und in der Niere müssen gut durchblutet sein, wenn diese Organe ihre Funktion optimal erfüllen sollen.

Bei den Nervenschäden wird häufig von der Polyneuropathie gesprochen (Poly heißt ‚viel‘, Neuro weist auf die Nerven hin, und Pathie ist das Wort für Erkrankung. Also spricht man von einer Nervenkrankheit an vielen Stellen des Körpers!)

Ein wichtiges Beispiel sind die Füße! Man stelle sich vor, die Füße merken nichts mehr! Ja, was denn? **Temperaturen, Verletzungen**, Empfindungen, Motorik!

Wie bitte? Die Füße spüren Kälte und Hitze nicht mehr – man kann sich also die Zehen abfrieren und man merkt es nicht einmal, oder man verbrüht sich die Füße in einem Bad und spürt nichts davon! Man trocknet sich die Füße nach einem Bad ab und spürt nicht, dass das Handtuch die Haut des Fußes verletzt? Folge: massive Verletzungen, die nicht mehr heilen wollen.

Wieso heilen die Füße denn nicht mehr, wird man jetzt fragen? Ganz einfach: das Blut eines Diabetikers ist deutlich süßer, was Bakterien und Pilze lieben. Sie vermehren sich deutlich leichter und mal wieder merkt man nichts davon! Also heißt es, dass man erheblich pingeliger sein muss, was die Hygiene angeht und dass man erheblich rücksichtsvoller mit den Füßen umgehen muss. Ein Paar Schuhe, das nicht richtig passt, Strümpfe mit einer dicken Naht, alte Stinkeschuhe oder –Strümpfe sind Tabu.

Das alles gilt natürlich auch für andere Stellen des Körpers, nur, an den weit entfernten Stellen tritt das Problem besonders stark hervor! Man denke mal an einen alten Menschen, der hauptsächlich liegt und sein Gesäß, seine Schultern und seine Fersen liegen dauernd auf dem Laken. Es bildet sich ein sogenannter Dekubitus – also eine Wundstelle an den entsprechenden Punkten. Diese Hautstellen wollen nicht wieder heilen, wie auch, wenn der Patient dauernd darauf liegen muss/will? An so einem Quatsch sterben dann die alten Leute! Ist doch schrecklich, oder?

Da waren doch noch so ein paar Worte: **Empfindungen und Motorik**!

Wie schon angedeutet, schwindet die Sensibilität der Füße! Man steigt z.B. eine Treppe hinauf.

Weil man den Fuß nicht ausreichend hochgehoben hat, stößt man an die Kante der nächst höheren Stufe und weil man es nicht spürt, zuckt man nicht mit den Beinhebemuskeln, wie man es als Kleinkind erlernt hat, um die nächste Stufe doch noch zu erreichen. Man fällt auf die Nase.

Es geht also auch noch ein Teil der Motorik flöten.

Wegen so eines blöden Diabetes kann man als alter Mensch schließlich nicht mehr sicher laufen und braucht Hilfe oder traut sich nicht mehr aus der eigenen Bude.

Die Retinopathie weist auf eine schneller zunehmende Sehschwäche bis hin zur Erblindung hin.

Die Nephropathie auf eine nachlassende Nierenleistung. Die Entgiftung des Körpers funktioniert also nicht mehr so gut, was zu juckender Haut führt. Das kann man gerade noch brauchen, wenn man sich nicht kratzen soll!

Blasen- und Nierenentzündungen kommen häufiger vor.

Eine Herzschwäche wird sehr viel wahrscheinlicher, damit schwindet die Lust auf Bewegung, die auch etwas mit Kontaktfähigkeit im Alter zu tun hat. Die Nervensteuerung des Herzens funktioniert nicht mehr so gut – also kommt es zu Herzrhythmusstörungen.

Fuß- und Nagelpilz gehören zu den kleineren Folgeerkrankungen – aber auch die können sich ausdehnen!

Bluthochdruck oder rauchende Patienten erhöhen das Risiko für die Folgeerkrankungen.

Mit länger dauernder Diabeteserkrankung treten Erektionsstörungen bei den Männern, bei den Frauen Orgasmusstörungen auf.

Die Arteriosklerose betrifft nicht nur Herz und Hirn, sondern auch die Muskeln. Es kann zur sogenannten Schaufensterkrankheit kommen. Die Leute bleiben alle Nase lang stehen, weil die Muskeln nicht mehr mitmachen. Das lässt sich insbesondere vor einem Schaufenster gut kaschieren, weil man so tun kann, als würde man sich die Auslagen anschauen.

Hyperglykämie

Hyper heißt ‚zu viel' – also bedeutet der Ausdruck **zu viel Zucker im Blut**! Man geht von BZ-Werten von mehr als 300 aus.

Welche Ursachen kann es dafür geben?

Eigentlich ganz einfach: Der Nachschub an Zucker ist sehr hoch, der Übergang des Zuckers in die Zellen ist sehr gering.

Also fehlt das Insulin oder/und es gibt Gründe, dass vermehrt Zucker ins Blut übertragen wird und die Insulingaben viel zu gering sind oder das Insulin nicht wirksam ist (falsch gelagert, zu alt!). Die zu hohen Zuckerzuführungen können auf Fressorgien zurückzuführen sein, aber auch auf alles, was es an hormonellen oder Stressfaktoren gibt.

Wie äußert sich eine so massive Überzuckerung?

Zuerst einmal muss man wissen, dass diese Extremsituation nicht von jetzt auf gleich entsteht, sondern ein paar Tage dauert. In dieser Zeit gehen die Patienten dauernd zur Toilette und müssen Wasserlassen, weil der Zucker viel Wasser an sich bindet und dem Körper entzieht. (Man spricht von Polyurie)

Natürlich hat der Patient erheblichen Durst, aber er trocknet trotzdem aus, was sich an stehenden Hautfalten zeigt, wenn man die Haut auf dem Handrücken zusammendrückt. Durch den hohen Wasserverlust, verschwinden auch Elektrolyte aus dem Körper, dem Patienten wird schlecht, er wird schwach und das Bewusstsein trübt sich immer stärker ein.

Der Körper versucht die nicht mit Zucker versorgten Zellen über einen anderen Mechanismus mit Nährstoffen zu versorgen: die Fettdepots des Körpers werden zu Zucker umgeformt. Das führt zu einer Übersäuerung, die sich auch in der Atemluft des Patienten bemerkbar macht. Er riecht während der tiefen Atemzüge nach reifen Äpfeln – man spricht von Acetongeruch!

Der Puls geht schnell, weil sich das Blutvolumen reduziert hat. Der Blutdruck ist aufgrund des reduzierten Wassergehalts des Körpers reduziert. Die Haut ist heiß, aber nicht verschwitzt (Wassermangel).

Der Patient hat starke Bauchschmerzen.

Notarzt rufen!!! Blutzucker zur Absicherung der Krankheits-Einschätzung messen!

Die Bezugsperson oder der Arzt müssen so schnell wie möglich Insulin spritzen - möglichst schnell wirkendes Insulin. Und der Patient braucht möglichst schnell Flüssigkeitsersatz – ein Arzt wird ihn an einen Tropf legen, als Laie bietet man Wasser an – vorausgesetzt, er ist bei Bewusstsein.

Wenn eine Insulindosis möglichst schnell wirken soll, so spritzt man sie nicht nur an eine Stelle, sondern verteilt sie auf mehrere Punkte! Im Muskelgewebe wird sie schneller verarbeitet als im Fettgewebe, also ausnahmsweise nicht in eine dicke Hautfalte spritzen!

Hypoglykämie

Hypo heißt ,zu wenig', also bedeutet Hypoglykämie: es ist **zu wenig Zucker im Blut**.

Diese Entgleisung ist die akut **Lebensbedrohliche Situation** in einem Diabetikerleben, die es unbedingt zu vermeiden gilt, denn sie kann innerhalb von sehr kurzer Zeit zum Tod führen. Man muss immer bedenken, dass unser Gehirn ohne Nahrung nicht auskommt!

Aber wie kommt es zu diesem Extremfall?

Eigentlich ganz einfach: die verabreichte *Menge Insulin ist zu hoch* für den Zucker, der im Blut vorhanden ist. Folge davon ist, dass nach sehr kurzer Zeit aller Zucker in die Muskelzellen oder in das Gehirn gewandert ist! Und von da an, gibt es keine Nährstoffe mehr für Muskeln und Gehirn, wenn der Zuckernachschub fehlt.

Natürlich hat der Patient erheblichen Hunger, er wird sehr hektisch und zittrig, es bricht ihm kalter Schweiß aus und er bekommt Krämpfe.

Jeder Diabetiker sollte auf diese Situation vorbereitet sein und immer Kohlehydrate mit sich führen. Und zwar solche, die sehr schnell wirken und dann möglichst auch noch etwas, was länger anhält. Also z.B. Traubenzucker oder eine süße Limonade für die sofortige Wirkung und ein Brot oder Schokoriegel für die länger anhaltende Wirkung.

Merke: ein zu niedriger Blutzuckerspiegel ist innerhalb von Minuten erreicht und sofort lebensbedrohlich! Hier sind BZ-Spiegel unter 50 gemeint!

Bei einem BZ von unter 30 tritt Bewusstlosigkeit ein.

Ein Bewusstloser muss in die stabile Seitenlage gelegt werden, damit er sich gefahrlos erbrechen kann. Der Notarzt ist unbedingt zu rufen. Einem Bewusstlosen darf kein Traubenzucker oder Fruchtsaft eingeflößt werden, weil er diese Dinge einatmen könnte und sie nicht in den Magen gelangen.

Auch ein insulinproduzierender Tumor kann zu einer Hypoglykämie führen! Man spricht von einem Insulinom.

Es wurde ein Zusammenhang gefunden zwischen einer hypoglykämischen Attacke und einer Demenz. Das Risiko steigt deutlich, wenn es zu mehreren Attacken kommt. Das Gehirn wird durch den kurzzeitigen Nahrungsverzicht stark geschwächt.

Ein typischer Auslöser für eine Hypoglykämie ist die Verabreichung von Insulin, wonach aber der Verzehr von Nahrungsmitteln unterbleibt.

In Normalfall versucht der Körper bzw. die Leber, den Abfall des Blutzuckerspiegels durch das Erzeugen eigenen Zuckers aus den Fettspeichern zu kompensieren. Wenn der Abfall des BZ-Spiegels aber schneller ist, als die Neuerzeugung von Zucker, kommt es zur Hypoglykämie mit ihren gefährlichen Folgen.

Bei plötzlichen Durchfallerscheinungen, oder wenn man sich übergeben muss, konnten die Kohlehydrate nicht verwertet werden und die gespritzte Insulinmenge ist für den Rest der verbleibenden Nahrung viel zu hoch.

Hohe sportliche Belastungen oder Stress können den Blutzuckerwert senken, dann ist die gegebene Insulinmenge vermutlich viel zu hoch gewählt.

Alkohol stört die körpereigene Erzeugung von Zucker als Gegenregulation zum niedrigen BZ-Spiegel. Außerdem wird das Empfinden des Unwohlseins bezüglich des niedrigen BZ-Spiegels kaschiert und viel zu spät wahrgenommen.

Schlusswort

Das Thema Diabetes wird von vielen Menschen als äußerst kompliziert empfunden, obwohl die Zusammenhänge recht einfach sind.

Die Behandlung kann durch die vielen technischen Ausdrücke ausgesprochen verwirrend dargestellt werden. Da wird von Broteinheiten, Kalorien, Altinsulin, Humaninsulin, Basisinsulin gesprochen. Dann gibt es noch die verschiedenen tablettenförmigen Helfer mit ihren unterschiedlichen Wirkweisen und Risiken.

Aber eigentlich läuft es nur auf eines hinaus: ein einfaches regelmäßiges Leben führen mit ähnlicher Ernährungsweise, mit ähnlichem Bewegungspensum und in ruhigem Gleichmut.

Natürlich sollte man für Notfälle gerüstet sein, Traubenzucker und ein Butterbrot dabeihaben und seiner Umgebung sagen, dass man Diabetiker ist und was passieren kann. Laien wissen nun mal nicht, was bei einer Hypoglykämie passiert und auch nicht, wie sie helfen sollen.